LE DIABÈTE

—

SON TRAITEMENT

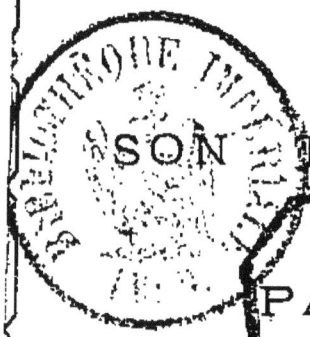

PAR LES

EAUX ET SELS

DE

VICHY

COMPAGNIE FERMIÈRE

DE

L'ÉTABLISSEMENT THERMAL

DE

VICHY

PROPRIÉTÉ

ET

CONTROLE DE L'ÉTAT

MODÈLE DE LA CAPSULE

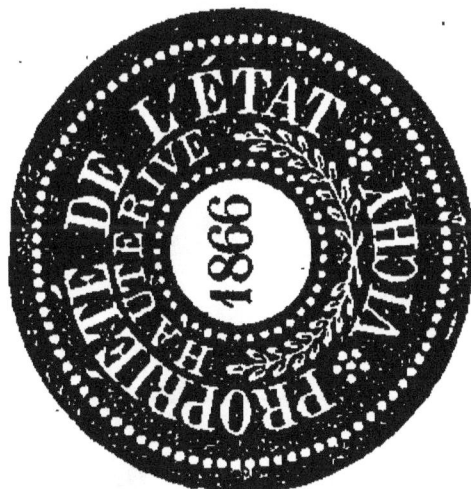

DE L'ÉTAT

HAUTERIVE

PROPRIÉTÉ DE L'ÉTAT

VICHY

1866

Scellant chaque bouteille d'Eau

DE VICHY

ADMINISTRATION

Boulevart Montmartre, 22, à Paris.

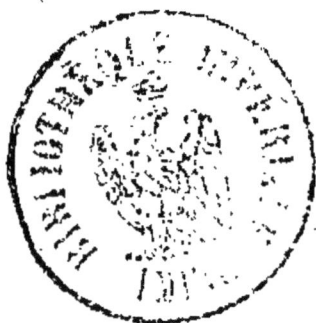

LE DIABÈTE

TABLE DES MATIÈRES

LE DIABÈTE

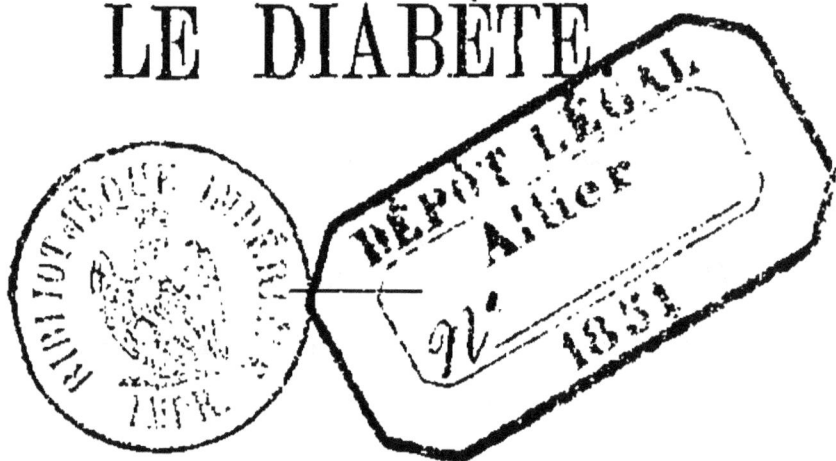

Le Diabète (du grec *dia braïnô*, passer au travers) est une affection chronique fort grave, assez commune aujourd'hui et souvent mal déte. minée, malgré les progrès de la science, dont les symptômes ne semblent pas toujours suffisants pour appeler l'attention du médecin sur le signe distinctif de la maladie, *le sucre dans les urines.* — C'est là, en

effet, le signe principal de cette maladie,
en dehors de l'amaigrissement et du dépérissement progressif des malades.

Cette maladie est principalement caractérisée par une excrétion abondante
d'urines inodores, incolores, semblables
à du petit lait clarifié, présentant une
densité très-remarquable et contenant
du sucre. Lorsqu'elles sont mises en
ébullition avec une dissolution de potasse, de soude ou de chaux, elles pren-
nent une couleur brune rougeâtre d'autant plus foncée qu'elles contiennent
une plus grande quantité de matière
sucrée.

Cet état des urines est accompagné
de sécheresse de la bouche, d'une soif
inextinguible, faim extraordinaire, abo-
lition des forces corporelles, de la vision,
des facultés génératrices, absence de
sueurs, constipation, amaigrissement,
dépérissement général, enfin de tous les
désordres attribués jadis seulement à la
langueur et à la consomption. Le point
de départ de ces désordres, c'est l'urine
sucrée, c'est ce qu'on nomme *le Diabète*.

Il est important d'abord de bien
s'assurer de la présence du sucre. Souvent
le médecin ne le constate que longtemps
après son apparition; attribuant quelquefois à un dérangement des fonctions
de l'estomac ou à toute autre cause
l'état général du malade.

Les moyens de constater l'existence
de la maladie du Diabète sont simples
aujourd'hui; au moindre doute, il est
facile de s'assurer immédiatement si
l'urine est ou non chargée de matières
sucrées.

Sans énumérer ici les moyens divers
d'analyse parmi lesquels se distinguent
ceux de MM. Mialhe et Moride de
Nantes, nous devons cependant signaler
aux nombreuses personnes qui veulent
régulièrement et chaque jour suivre avec
attention les progrès en bien ou en
mal de la maladie, un instrument très-
simple, qui se nomme le *Diabétomètre-
Soleil*, perfectionné par M. Dubosq.
Nous donnons à la fin de cette notice
quelques indications sur cet instrument.

On n'est pas d'accord sur les causes du diabète sucré.

D'après certains auteurs, chez l'homme sain, l'alcalinité naturelle du sang suffit pour empêcher l'apparition de la matière sucrée ; et si l'alcalinité n'est plus suffisante, la transformation ne peut avoir lieu. Le sucre n'étant plus ni décomposé, ni assimilé, se répand dans toute l'économie, devient un corps étranger, et, comme tel, est rejeté par les glandes rénales et par tous les appareils sécrétoires ; c'est le Diabète. Le sucre se trouve alors dans la sueur, dans le sang et dans toutes les sécrétions des Diabétiques. On peut donc dire, que la maladie Diabétique a pour cause l'absence d'assimilation du sucre par manque d'alcalinité suffisante dans l'économie, le sang devant rester alcalin pour l'accomplissement des fonctions animales.

D'après d'autres auteurs, la cause du Diabète serait dans les phénomènes de la digestion et spécialement en ce qui concerne la digestion des féculents, et se rattacherait directement au fait de la transformation de l'amidon en glycose pendant la digestion. D'après eux, le sucre contenu dans l'urine des Diabétiques est emprunté à la fécule des aliments, et en est séparé par un ferment particulier, agent essentiel de la digestion des féculents, et ils soutiennent l'absence de tout autre mode de pénétration du sucre dans l'économie.

D'autres ont cherché à démontrer que le foie n'était pas seulement un organe de transmission du sucre, mais encore qu'il était un organe producteur de sucre; c'est-à-dire qu'il sortait par les veines sus-hépatiques plus de sucre qu'il n'en était entré par la veine-porte.

M. Andral a signalé, il y a plusieurs années déjà, une hypérémie particulière du foie comme le caractère anatomico-pathologique du Diabète. M. de Crozant avait trouvé le foie *manifestement malade* chez trente-deux Diabétiques, sur quarante et un dont il avait recueilli l'historique. Mais l'observation générale paraît tout à fait en désaccord avec les conclusions que l'on pourrait tirer de semblables assertions.

Ici nous laissons parler M. le docteur Durand Fardel.

« Pour mon compte, sur cent vingt-deux cas de Diabète je n'ai constaté de maladie du foie que chez quatre individus.

« Chez une femme de soixante ans, le Diabète se montra dans l'hiver, qui suivit un traitement subi à Vichy pour un engorgement de foie, presque entièrement disparu à la suite du traitement.

« Chez une autre femme de cinquante-quatre ans, un engorgement énorme du foie survenu très - graduellement, avait été traité plusieurs années de suite à Vichy, et avait en grande partie cédé, quand survint une glyco-surie assez caractérisée.

Chez un homme de cinquante-neuf ans, diabétique depuis deux ans, j'ai trouvé un engorgement volumineux, non reconnu précédemment, de toute la partie gauche du foie. Une année après, il y avait une diminution considérable de l'engorgement hépatique, et il ne restait que de faibles traces du Diabète.

« Enfin, un homme de soixante ans, à qui j'avais donné des soins deux années de suite pour un engorgement hépatique accompagné d'ictère, qui m'avait paru d'une certaine gravité, revint à Vichy une troisième année diabétique, mais n'offrant plus de symptômes hépatiques.

« Chez tous les diabétiques dont il a été question précédemment, j'ai cherché à me rendre compte de l'état du foie. Je n'ai point fait d'anatomie pathologique, il est vrai, mais on peut admettre, en supposant même que quelques cas pathologiques du foie m'aient échappé, la valeur de ces résultats négatifs. »

Enfin, l'influence du système nerveux sur la production du Diabète paraît à d'autres auteurs une chose certaine. Le premier fait expérimental qui l'ait consacré est l'exagération de la production du sucre et l'apparition de ce principe dans l'urine par la piqûre de la moelle épinière; cette expérience a été faite par M. C. Bernard. Depuis on a vu également le sucre se montrer dans l'urine à la suite de lésions traumatiques du système nerveux central. Mais ces curieuses observations ne peuvent servir à édifier une théorie de la maladie du Diabète.

Quoi qu'il en soit de toutes ces hypothèses, la maladie existe, et chaque jour elle se manifeste davantage; il s'agit donc alors d'examiner quels sont les moyens indiqués pour la combattre ou la guérir.

Les moyens les plus usités en pareil cas sont :

1º Les bains de Vichy, soit sur place, soit à distance au moyen des sels extraits des sources;

2º L'eau de Vichy en boisson, sur place ou transportée;

3º L'alimentation par le gluten;

4º L'hygiène alimentaire.

§ I.

BAINS DE VICHY

Le résultat le plus constant du traitement thermal de Vichy est de réduire notablement la proportion de sucre, quelquefois même d'en amener la disparition complète. Le temps nécessaire pour obtenir ce résultat varie beaucoup. Dans la plupart des cas, la diminution du sucre est graduelle et se fait remarquer à chaque examen.

L'action du traitement thermal sur les différents symptômes de la maladie est beaucoup plus tranchée encore. Alors même que le sucre a persisté, la soif diminue avec une grande rapidité, le sommeil reparaît, la quantité des urines se réduit, et les forces se rétablissent en quelques jours dans une proportion souvent considérable. L'appareil digestif est particulièrement modifié; l'appétit se régularise, les digestions se font plus parfaitement, la constipation diminue.

Ces faits sont signalés par les malades et les médecins. Des malades, diabétiques depuis assez longtemps, sont revenus de Vichy dans un état d'amélioration extraordinaire; d'autres, chez lesquels l'affection commençait, ont paru guéris comme par enchantement dans un espace de temps très-court. Quelques semaines de séjour et de traitement suffisent pour enrayer et faire disparaître une maladie considérée naguère incurable et toujours mortelle, et lors même donc que la cause première ne pourrait être complétement détruite, lorsqu'il y aurait nécessité de continuer toujours, loin des sources, l'usage des eaux de Vichy, il faut convenir que la cessation des accidents morbides, la réintégration des forces, le bien-être obtenu à l'aide d'un remède qui n'est ni désagréable ni assujettissant, doivent être considérés comme un incontestable succès et un véritable bienfait.

Citons encore M. Durand-Fardel :

J'ai sous les yeux cent vingt-deux
observations de diabétiques traités par
moi-même à Vichy, quatre-vingt-treize
hommes et vingt-neuf femmes. L'âge
a été noté dans cent dix-neuf cas et
se répartit ainsi :

	HOMMES.	FEMMES.	TOTAL.
De 10 à 14 ans . .	0	1	1
De 15 à 19 ans . .	1	3	4
De 20 à 29 ans . .	3	2	5
De 30 à 39 ans . .	10	4	14
De 40 à 49 ans . .	22	5	27
De 50 à 59 ans . .	24	8	32
De 60 à 69 ans . .	27	5	32
De 70 à 75 ans . .	4	»	4
	91	28	119

« Sur ces cent vingt-deux individus,
soixante-dix-sept ont subi un seul traitement, sous mes yeux du moins;
quarante-cinq sont revenus à Vichy
deux ou plusieurs années, et ont pu
être ainsi soumis à une observation ultérieure.

« Tous ces malades avaient fait,
avant leur arrivée à l'Établissement
thermal, un traitement préalable. La

base de ce traitement avait toujours
été le régime approprié, plus ou moins
sévèrement ordonné, et suivi, dans une
moindre proportion, des toniques divers mais pas aussi souvent l'eau de
Vichy transportée.

« Sauf de très-rares exceptions, les
effets de ce traitement avaient été favorables. On sait en effet que, dans
la majorité des cas, la privation des
féculents détermine immédiatement et
dans une certaine proportion, une diminution de la soif, de la quantité des
urines et de leur qualité sucrée, et des
différents symptômes concomitants.

« Ne pouvant ni reproduire ici ces
observations ni en faire l'objet de ta-
bleaux suffisamment intelligibles, j'a-
nalyserai d'une façon aussi claire que
possible l'ensemble des résultats qu'elles
m'ont fournis, de manière que cette
analyse donne une idée aussi précise
que possible de ce que l'on peut attendre d'un pareil traitement dans cette
maladie.

« J'ai dressé une première catégorie

de malades chez lesquels le Diabète avait été reconnu, et par conséquent un traitement approprié mis en œuvre, à une époque peu éloignée, ainsi depuis dix jours jusqu'à trois mois. On peut admettre que, dans la généralité au moins de ces cas, la maladie n'avait encore subi que d'une manière incomplète l'effet de ce traitement antérieur, et que le traitement thermal est venu simplement prendre une part aux résultats ultérieurement obtenus.

« Ces cas sont au nombre de trentequatre.

« Sur vingt-cinq on a constaté, après le traitement thermal, des résultats favorables, c'est-à-dire que la quantité de sucre constatée auparavant avait diminué ou disparu, et que la santé générale, de même que les symptômes propres au Diabète, avaient subi une modification heureuse et plus ou moins prononcée.

« Voici, dans les neuf cas moins bien traités, ce qui a été observé.

Cinq fois (quatre cas récents et un

**

cas où la durée n'est pas signalée) les résultats du traitement ont été très-vagues, et il n'y a pas eu, à proprement parler, d'effet immédiat.

« Dans un cas datant de plusieurs années, reconnu depuis trois semaines, le sucre a disparu, mais la faiblesse est restée très-grande, et une anasarque des membres inférieurs préexistante s'est accrue.

« Dans un autre, il y a eu retour notable vers la santé, persistant au bout d'une année, mais la quantité de sucre n'a jamais été modifiée.

« Enfin, dans un dernier cas, après une amélioration assez prononcée, les symptômes ont reparu à Vichy même, avec une nouvelle intensité, et la mort est survenue trois mois après, par les progrès de la maladie.

« Parmi les vingt-quatre cas où une amélioration formelle a été constatée :

« Neuf ne dépassaient pas une année six dataient de un à deux ans, huit de deux à six ans; une fois la durée n'a pas été indiquée.

« Douze de ces malades sont revenus à Vichy deux ans après, ou après un plus grand nombre d'années.

« Deux fois, la guérison a pu être constatée au bout de deux ou trois ans.

« Dans neuf autres cas, la santé s'était conservée satisfaisante en général, mais il survenait des rechutes qui nécessitaient un traitement sévère. Le retour à Vichy ne manquait jamais de modifier en bien cet état général.

« Quant aux deux cas de guérison, en voici l'analyse :

« Une jeune fille de dix-huit ans était diabétique depuis un an, et en traitement depuis un mois, quand elle commença le traitement thermal. L'urine contenait 78 grammes de sucre. Les forces étaient fort amoindries, la maigreur très-grande, la soif très-vive. Bien que le sucre et les symptômes diabétiques eussent notablement diminué pendant la cure, la malade quitta Vichy dans un état en apparence encore assez inquiétant. Cependant, quoique le régime ne fût pas suivi d'une manière régulière, les forces revinrent peu à peu. L'année suivante, il n'y avait plus qu'un léger degré de Diabète. La guérison fut complète après la cure, et ne s'est pas démentie.

« Un homme de quarante-six ans, très-vigoureux et d'un assez grand embonpoint, devint diabétique, sans cause connue, sauf de grands soucis d'affaires, et vint à Vichy quatre mois après l'invasion probable de la maladie. Il avait perdu 10 kilog. de son poids en trois mois, mais l'urine ne contenait que peu de sucre. Peu de temps après la cure, le sucre cessa de se montrer, et n'avait pas reparu un an après sa disparition. Le régime n'était que peu suivi, et la santé générale très-bonne.

« Une deuxième catégorie renferme des malades qui se trouvaient soumis à un traitement méthodique, depuis trois mois jusqu'à plusieurs années. Ces nouveaux faits sont plus importants que les précédents, puisqu'ils supposent que les malades avaient obtenu tout ce qu'ils pouvaient de leur traitement, et que par conséquent les effets ultérieurement obtenus devaient être mis plus exclusivement sur le compte du traitement thermal.

« Nous trouvons dans cette catégorie soixante-trois cas, dont huit doivent être exclus faute de détails suffisants.

« Sur les cinquante-cinq qui restent, quarante-deux ont obtenu une amélioration portant, dans des proportions variées, et sur l'état général et sur la proportion du sucre;

« Neuf n'ont obtenu qu'une amélioration trop peu prononcée pour que l'on doive en tenir compte;

« Deux n'ont présenté aucun changement dans leur état;

« Deux ont mal supporté le traitement.

« Sur les treize malades qui n'avaient pas fourni de résultats satisfaisants, la maladie avait duré

« Six fois, moins d'une année; trois, d'un à deux ans; trois, plus de deux ans; une fois, un temps indéterminé.

« Dans quarante-deux cas, le traitement a exercé une action évidemment favorable.

Deux fois, cependant, malgré un retour remarquable de la santé, le sucre n'avait pas sensiblement diminué ;

« Dix-neuf de ces malades ont été soumis à une observation ultérieure au bout d'une ou de plusieurs années;

« Deux d'entre eux paraissaient guéris. Chez l'un d'eux, le Diabète avait été remplacé par une diarrhée chronique. Était-ce un de ces cas de dyspepsie graisseuse, décrits par M. Bouchardat sous le nom de *pimélorrhée*;

« Dans quatre cas, il n'y avait plus que des traces à peine sensibles de sucre ;

« Dans les douze autres cas, la santé générale se soutenait, mais le sucre reparaissait de temps en temps, sous l'influence d'écart de régime ou d'autres causes plus ou moins appréciables. »

Il reste enfin une troisième catégorie de vingt-sept observations où ne se trouve pas spécifiée l'époque où le Diabète a été reconnu et le traitement méthodique commencé. Cinq observations dépourvues de détails suffisants doivent être éliminées.

« Sur les vingt et un malades qui restent, deux n'ont subi aucun effet appréciable du traitement; trois n'en ont subi qu'une influence très-légère; un, après avoir éprouvé en apparence d'assez bons résultats du traitement, est mort subitement quelque temps après; mais seize ont présenté une amélioration considérable, tant de l'état général de la santé que de la proportion du sucre;

« Quatorze de ces malades ont été revus ultérieurement à Vichy;

« Les effets négatifs ou à peine prononcés signalés à la première cure chez cinq malades ont pu être constatés de nouveau deux fois à une année de distance; treize fois l'action favorable du traitement a été retrouvée à une ou plusieurs années d'intervalle. Dans tous ces cas, la maladie avait des retours, mais réduits, pour quelques-uns, à une très-faible apparence.

« Le caractère général de ces résultats est donc :

« Guérison exceptionnelle ;

« Influence très formelle du traitement thermal sur les symptômes diabétiques, comme sur l'ensemble de la constitution ;

« Rechutes fréquentes, mais en général de peu de gravité, et, dans un bon nombre de cas, enrayement de la maladie, et maintien d'une santé très-supportable et compatible avec les exigences de la vie, sinon toujours avec des occupations morales très-fatigantes.

« Sans doute, parmi les malades dont je n'ai pu poursuivre l'observation, la marche de la maladie n'a pas toujours dû être aussi satisfaisante. On pouvait prévoir qu'un traitement, qui n'exerce pas sur une maladie une action assez directe pour en déterminer la guérison, sauf par exception, doit se trouver souvent impuissant pour en entraver les progrès.

« Cependant il ressort avec évidence, je crois, de l'ensemble des faits observés, que la combinaison du traitement thermal de Vichy avec le traitement diabétique et certains agents de la médication tonique constitue aujourd'hui la médication la plus efficace du Diabète, c'est-à-dire celle qui parvient à atténuer le plus formellement et le plus radicalement possible une maladie dont la guérison absolue est dans tous les cas fort difficile à obtenir (1).

« Appelé par les circonstances spéciales de ma pratique à mettre en usage un traitement identique, le traitement thermal de Vichy, dans le Diabète, dans la diathèse urique, j'ai été frappé de l'identité presque absolue des résultats que j'en obtenais, et pour leur caractère et pour leur portée, dans ces divers états morbides.

« J'aurais à exprimer presque dans

(1) Nous parlons ici du *Diabète diathésique*, et non des Diabètes passagers et curables, auxquels ne s'appliquent pas ces remarques.

les mêmes termes, à propos de la gravelle, de la goutte, les résultats thérapeutiques que j'ai exposés à propos du
Diabète.

« Dans aucune de ces grandes maladies de la nutrition, le traitement de
Vichy ne se montre comme une médication spécifique, dans aucun, peut-
être, il n'apporte par lui-même la guérison, mais dans tous, il apporte une
atténuation très-sensible.

« Dans tous les cas où l'ancienneté
de la maladie, une intensité excessive
de la cause morbide, des complications
fortuites, des conditions hygiéniques,
ne viennent pas frapper toute in-
tervention thérapeutique de stérilité,
une atténuation considérable est la règle. Elle est la règle pour la Goutte,
comme pour le Diabète, comme pour
la Gravelle. Cette atténuation assurée
s'obtient alors que toute autre médication méthodique a épuisé ses effets : je
ne compare pas ici les eaux de Vichy
aux autres eaux minérales ; je les prends
pour type de la médication thermale.

« Sans doute on voit des Diabètes des Gravelles, des Gouttes même disparaître, mais on peut dire que la règle est que la Goutte, la Gravelle, le Diabète ne guérissent pas. On peut les réduire à leur plus simple expression, mais on n'en obtient pas pour cela la guérison.

« Sans doute encore des manifestations afférentes à la Goutte, à la Gravelle, au Diabète, peuvent apparaître fortuitement et disparaître. Je ne parle ici que de ces maladies confirmées.

« Quel est donc ici le rôle des eaux de Vichy?

« Je me contenterai de le formuler, dans la proposition suivante qui est la seule expression possible des faits thérapeutiques auxquels je fais allusion : *les eaux de Vichy tendent à régulariser les troubles survenus dans l'assimilation des principes nutritifs, protéiques ou respirateurs. introduits dans la circulation du sang.*

« Associées aux conditions d'hygiène, qui sont exigées par le désordre spécial existant dans l'assimilation des principes

azotés, graisseux ou féculents, elles
fournissent au traitement de ces maladies de la nutrition des ressources que
l'on ne rencontre dans aucun ordre thérapeutique.

Les Diabétiques, empêchés par un motif quelconque d'aller à Vichy, peuvent
remplacer par les Sels de Vichy pour
bains le traitement qu'ils ne peuvent
faire sur place. Sans doute, les résultats
obtenus loin des sources ne sont pas
si prompts que ceux constatés sur place ;
mais il est certain que ce traitement
amènera toujours une amélioration très-
sensible, sinon immédiate.

Les sels extraits des eaux minérales
de Vichy par des appareils spéciaux
contiennent les principes solubles et
actifs des Eaux mêmes, et ont pris
aujourd'hui une place importante dans
la thérapeutique. Pour les médecins,
ils constituent un médicament précieux.

Le docteur Barthez, dont on ne peut
mettre en doute l'indépendance médi-

cale et une expérience de plus de trente années, s'exprime en ces termes dans le *Guide manuel des Eaux minérales*, au sujet des Sels pour *Bains de Vichy chez soi* :

« Les sels minéraux de Vichy ne peuvent être compris dans cette sorte de proscription lancée contre les eaux artificielles, destinées à suppléer aux eaux naturelles pour l'usage interne ; ils constituent des médicaments précieux, soit pour les personnes que leurs occupations, leurs infirmités ou les distances tiennent éloignées de Vichy, soit pour celles qui, après la saison, veulent continuer chez elles un traitement prescrit par leurs médecins : Les bains, préparés à l'aide des sels, ne sont pas des bains artificiels, alors qu'ils renferment en solution les sels naturels extraits des sources mêmes. »

M. le docteur C. Daumas, médecin consultant à Vichy, s'exprime d'une manière plus explicite encore dans son dernier ouvrage (1) :

1) *Les Eaux minérales de Vichy* (2e édition).

« L'emploi des sels de Vichy con·
stitue de véritables bains de Vichy,
dont l'usage simultané avec l'eau minérale naturelle en boisson donne un
moyen facile, peu dispendieux, conseillé
par les médecins des eaux, de suppléer
autant que possible aux bains naturels
pendant l'intervalle des saisons. Ils sont
du reste d'un usage indispensable à
ceux que les trop grandes distances,
les infirmités ou les occupations tiennent éloignées de Vichy. »

En résumé, sans prétendre que les
sels puissent entièrement suppléer un
régime de la saison thermale, nous
croyons pouvoir affirmer qu'ils sont
d'une utilité incontestable, et que les
Diabétiques qui ne peuvent se rendre
aux sources se trouveront mieux de leur
usage que des bains alcalins préparés
avec le bicarbonate de soude du com-
merce.

§ II

EAU DE VICHY
EN BOISSON

LE médecin qui ordonne les eaux de Vichy comme médication alcaline trouve les urines acides avant le traitement et alcalines ensuite. En changeant ainsi la nature des sécrétions, on ne peut douter du changement de la nature du milieu où puisent ces sécrétions.

L'homme des villes, qui use d'une nourriture fortement animalisée, transpire généralement peu, et a souvent dans l'ensemble de son organisme, insuffisance d'alcalinité ; il est alors affecté du Diabète, de la Gravelle urique, de la Goutte, etc., tandis que l'homme des campagnes, par suite des sueurs abondantes, déterminées par la constante activité et les durs travaux, et surtout par l'alimentation presque exclusivement végétale, se maintient dans l'alcalinité nécessaire des humeurs, et échappe aux infirmités des gens riches et sensuels.

M. le docteur Mialhe (1) a dit avec raison que l'usage des eaux de Vichy, et notamment celui des sources d'Hauterive et des Célestins, constituent une médication d'une efficacité incontestable contre le Diabète.

Le malade qui fait usage des eaux de Vichy éprouve en peu de temps une très-grande amélioration. S'il prend les eaux minérales en quantité suffisante, le sucre disparaît peu à peu, puis complétement des urines, sauf les cas exceptionnels cités plus haut, la soif s'apaise, la vision reprend son intégrité, les forces générales renaissent, la constipation fait place à des selles bilieuses d'abord, puis régulières ; le calme succède au malaise, le sommeil à l'insomnie. Après quinze ou vingt jours de traitement, les malades peuvent modifier l'alimentation à laquelle ils sont assujettis,

(1) *La Chimie appliquée à la physiologie et à la thérapeutique.*

reprendre avec modération l'usage du pain, des pommes de terre, des féculents, sans voir reparaître le sucre dans les urines.

Si la cause du Diabète est dans la digestion, nous dirons que les affections de l'estomac et les dérangements de la digestion font le sujet des applications les plus répandues des eaux de Vichy. Chacun en connaît l'utilité, et quiconque a retrouvé la santé en buvant les Eaux de Vichy aux sources mêmes doit presque toujours en continuer l'emploi en revenant au régime de la famille.

Si la cause est dans le foie, on sait que les maladies de foie représentent une des applications les plus spéciales de ces eaux minérales. Du reste, on peut établir qu'en général ces eaux offrent une remarquable appropriation à tous les états morbides de l'appareil biliaire.

Si la cause est due au système nerveux, il est bien certain que la thérapeutique hydrologique est plus capable qu'aucune autre de remédier à un affaiblissement de l'organisme, qu'il provienne d'une altération du sang comme la Chlorose ou l'Anémie, ou qu'il succède à une cause déterminée d'épuisement.

Du reste, les Eaux naturelles de Vichy sont presque universellement bien tolérées par les malades, alors qu'elles sont administrées avec circonspection. Mais le Diabète est une des maladies où leur usage exige le plus de direction et de surveillance, sous peine de conséquences fâcheuses, soit immédiates, soit consécutives.

En résumé, on doit conseiller aux personnes atteintes du Diabète et qui ne peuvent se rendre à Vichy pour un motif quelconque, de faire usage des eaux de Vichy transportées, c'est une médication peu coûteuse, et dont il y a lieu d'espérer très-souvent la guérison, une amélioration toujours, et ainsi que nous l'avons dit, leur usage combiné avec celui des Bains chez soi, constitue presque un traitement de Vichy.

Les sources généralement conseillées sont celles d'Hauterive ou des Célestins.

§ III

DU GLUTEN

AVANTAGES DE L'ALIMENTATION PAR LE GLUTEN DANS L'AFFECTION DIABÉTIQUE.

LE professeur Bouchardat a le premier attiré l'attention des médecins sur l'application de l'usage du gluten au Diabète sucré; il a insisté sur le danger qui pouvait résulter pour les diabétiques des aliments féculents ou amilacés. Depuis lors, les diverses préparations du gluten sont devenues d'un usage constant dans le traitement de cette maladie, et il n'est pas aujourd'hui un seul médecin qui ne le prescrive en même temps que l'Eau de Vichy, dès sa première visite à un diabétique.

Les travaux de ce savant docteur ont fait ressortir l'évidente efficacité du principe glutineux des céréales dans le

Diabète; tous les médecins l'ont employé, en le substituant à l'usage du pain ordinaire. Les résultats produits eussent été plus heureux certainement, si la plupart de ceux qui le prescrivaient n'en avaient fait une sorte de spécifique devant lequel le diabète devait disparaître, et s'ils avaient mieux compris que le pain de gluten n'agit que comme adjuvant du traitement. M. Bouchardat dit lui-même qu'il a recherché uniquement un aliment remplaçant le pain sans ses inconvénients, et non un remède contre le Diabète.

Qu'est-ce que le Gluten ?

Sur cent parties de farine, il y en a douze de gluten. C'est donc un des deux éléments principaux dont se compose la farine de blé ; l'autre est l'amidon, ou fécule. Les propriétés de ces deux éléments sont distinctes, l'on pourrait presque dire opposées.

Le gluten a des propriétés nutritives égales à celles de la meilleure viande, il développe les muscles sans produire de graisse, à la différence de l'amidon

ou fécule qui produit la graisse et l'obé-
sité, et n'est doué d'aucune propriété
nutritive.

C'est une sorte de viande végétale
provoquant une grande énergie musculaire ; mais une de ses qualités principales, c'est la facilité de sa digestion,
et par conséquent son utilité dans les
dyspepsies, les gastralgies, et en même
temps les diverses affections de l'estomac.

Du reste, depuis les remarquables travaux de M. le professeur Bouchardat et
de M. le docteur Mialhe, sur le diabète
sucré, sur les dangers pour les diabétiques d'user des aliments féculents, sur
l'indispensabilité de l'alimentation par
le gluten, les diverses préparations de
gluten sont devenues d'un usage constant dans le traitement de cette maladie,
et il n'est pas aujourd'hui un seul médecin qui ne prescrive le pain de gluten
aux diabétiques, aussi bien qu'à toutes
les personnes affectées de faiblesse de
constitution.

Le gluten sec s'envoie dans des boîtes
de 1, 2 et 4 francs, et se conserve in-
définiment.

§ IV.

HYGIÈNE ALIMENTAIRE

L'HYGIÈNE, dans la maladie diabétique, est le point important. On pourrait presque dire qu'avec l'hygiène, il
serait possible d'enrayer la maladie.

Le gluten ne suffit pas, c'est un adjuvant indispensable, un utile auxiliaire
au régime des bains et de l'eau minérale, mais il ne fait qu'éviter au malade
la privation, souvent pénible, du pain
ordinaire dans l'alimentation.

Il ne suffit donc pas d'indiquer le
gluten comme un aliment nécessaire,
comme l'avaient cru quelques personnes,
il faut se tenir en garde contre tous les
aliments qui peuvent être nuisibles.

Eviter de faire usage des féculents,
des farineux de toute sorte, le moindre
écart dans le régime amenant une re-
chute.

Le régime a, de plus, besoin d'être varié de manière à solliciter les fonctions de l'estomac. La viande, et surtout la fibre musculaire, doit être recherchée, son emploi dans l'alimentaticn produisant une grande énergie et presque pas de graisse.

On doit ajouter à ce régime l'ensemble de tous les moyens médicamentaux et hygiéniques, dont le caractère général est de tonifier les tissus; ne pas craindre les vins généreux, l'eau-de-vie et les diverses liqueurs, dont le résultat est de stimuler les grandes fonctions de l'économie.

On ne saurait donc trop recommander au Diabétique le grand air, les exercices violents, et surtout des vêtements propres à exciter une abondante transpiration.

Quant à indiquer tel ou tel mode de nourriture, plus spécialement qu'un autre, c'est l'affaire du médecin, dont nous ne saurions trop conseiller de suivre scrupuleusement les indications.

Mais dans l'hygiène, ce qui ne doit pas être omis, c'est l'usage continu des Eaux minérales alcalines. M. Mialhe, dans son excellent ouvrage, a expliqué tout le bienfait qu'on en doit attendre, et nous ne saurions trop conseiller la lecture attentive de son excellent et intéressant ouvrage.

ESSAI DE L'URINE

IL reste maintenant à savoir si la maladie progresse ou s'arrête, c'est-à-dire faire l'essai de l'urine.

M. Moride, chimiste à Nantes, a proposé des procédés que nous ne saurions trop conseiller aux praticiens ; ils sont exacts et doivent, dans la plupart des cas, aider au Diagnostic. Ces procédés sont du reste tellement simples que le malade peut lui-même, après quelques essais, se rendre compte de la nature de ses sécrétions. On opère de la manière suivante :

1o Observer et noter la couleur, la limpidité et l'odeur de l'urine ;

2o Essayer au papier de tournesol, et constater l'acidité ou l'alcalinité ;

3o Faire bouillir avec précaution dans un tube bouché, afin de constater si la liqueur se trouble, devient laiteuse, dépose et contient enfin de l'albumine. L'acide chlorhydrique concentré et bouillant, dissout le précipité en se colorant en violet ;

4º Si après l'ébullition l'urine reste limpide, on y ajoute quelques parcelles de potasse caustique et on chauffe de nouveau.

Une bande de papier de tournesol rougie et placée à l'orifice du tube indiquera en devenant bleue la présence de sels amoniacaux. Le précipité qui en résulte est composé de phosphates terreux ; s'ils sont très-abondants, ils peuvent faire craindre une désorganisation organique ; s'ils sont peu abondants et que la liqueur se colore en jaune plus ou moins foncé, on doit croire à la présence du sucre dans l'urine ; pour en être sûr, il suffit, et c'est là le procédé intéressant, *de pencher avec précaution l'urine potassique bouillante sur les parois du verre qu'on chauffe progressivement jusqu'à ce qu'ils noircissent ;* dans le cas de la présence du sucre, *l'odeur caractéristique du caramel se manifeste ;* si l'odeur de caramel ne se manifeste pas, il faut en conclure qu'on n'a pas agi sur une urine diabétique.

5º Ajoutons pour finir que l'urine acide

qui, sous l'influence de l'acide azotique, rougit sans déposer, renferme de l'acide urique ; quand elle verdit ou devient bleue, elle tient à l'état de dissolution les principes colorants de la bile. C'est alors une indication nouvelle pour le praticien.

Mais il est un instrument d'un usage plus simple que ces divers procédés, exigeant des connaissances spéciales, c'est le *Diabétomètre*. Cet appareil, d'un usage facile, a pour objet d'apprécier si les urines contiennent du sucre, et la quantité qu'elles en contiennent ; cet instrument est un diminutif du saccharimètre employé dans les raffineries de sucre.

Le diabétomètre est composé d'un tube destiné à recevoir la liqueur à analyser et d'un cadran divisé en degrés. Chaque degré de la division correspond à un gramme de sucre diabétique par litre d'urine. Il est muni d'un prisme et à chaque extrémité de deux glaces.

Toutes les instructions sont données dans la note qui accompagne chaque appareil, tant pour la préparation de la liqueur à analyser, que pour le remplissage et le dosage.

Le liquide à analyser est introduit dans le tube, et le degré marqué par le cadran indique la densité.

Le plus grand soin est nécessaire dans l'usage et l'emploi de ce *vade mecum* du malade diabétique, véritable instrument de précision. Il faut, après chaque opération, nettoyer parfaitement le tube central et les éprouvettes avec de l'eau un peu vinaigrée. Toutes les pièces, parfaitement nettoyées et essuyées, pourront servir à des opérations ultérieures sans avoir à craindre le moindre trouble dans les liqueurs à analyser. Avec un peu d'adresse, chacun désormais peut suivre le progrès de la maladie, et à distance, donner au médecin les indications nécessaires pour le traitement à suivre. Et, ainsi que nous le disions en commençant, cette maladie, jadis considérée comme mortelle peut, aujourd'hui, se traiter comme toutes les mala chroniques, presque avec certitude e guérison.

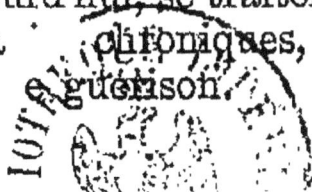

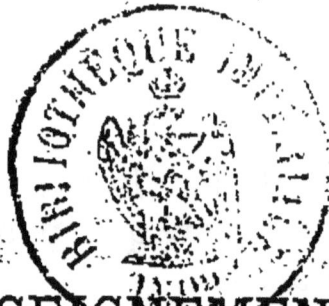

RENSEIGNEMENTS

SUR LA

VENTE & L'EXPÉDITION

DES

EAUX MINÉRALES

SELS ET PASTILLES

DE VICHY,

PAIN DE GLUTEN

ETC., ETC.

MAISONS DE VENTE

A PARIS

22,

BOULEV. MONTMARTRE,

& 12, RUE

DES FRANCS-BOURGEOIS,

SUCCURSALE A PARIS

187, rue St-Honoré.

PRIX DE LA CAISSE DE 50 BOUTEILLES

D'EAU DE VICHY

DES SOURCES DE L'ÉTAT

LIVRÉE EN GARE PAR LA Cie DE VICHY

ADMINISTRATION,
22, BOULEVART MONTMARTRE, PARIS.

5 fr. de moins par caisse en demi-bouteilles

Amiens......	37 75	Limoges.....	36 50
Angers......	38 50	Le Mans.....	38 75
Bayonne	41 25	Montpellier..	38 25
Bourges.....	34 50	Nancy	40 »
Brest.......	44 »	Nantes......	38 »
Caen........	39 »	Orléans	36 »
Calais.......	39 75	Périgueux...	38 »
Colmar......	40 »	Reims.......	37 75
Dijon.......	37 »	Rennes......	40 »
Dunkerque..	39 75	Rouen.......	38 25
Epernay.....	37 50	St-Etienne..	34 50
Evreux......	38 50	Toulouse....	38 50
Laon........	38 25	Tours.......	37 25
Lille........	39 75	Vichy.......	30 »

Dans les villes où les Eaux minérales sont soumises à l'octroi, le prix en est à ajouter.

Envoyer timbres ou mandats de poste pour éviter les frais de retour d'argent.

SUCCURSALE

DE LA

Compagnie fermière de l'Etablissement
thermal de Vichy

MARSEILLE

9, rue Paradis,

Caisse de **50** bouteilles à domicile **37** fr.

ENTREPOT
DE TOUTES LES EAUX MINÉRALES
NATURELLES
FRANÇAISES ET ÉTRANGÈRES
A PRIX RÉDUITS.

Transit et commission pour la Méditerranée
l'Espagne et l'Italie

Expédition générale pour toute la France
des Eaux ferrugineuses d'OREZZA (Corse)

SUCCURSALE

DE LA

Compagnie fermière de l'Etablissement
thermal de Vichy

STRASBOURG

37, faubourg de Saverne

ENTREPOT général de toutes les Eaux
minérales allemandes.

RELATION DIRECTE AVEC LES SOURCES.

LA CAISSE DE 50 BOUTEILLES
D'EAU MINÉRALE DE VICHY
38 francs.

SUCCURSALE

DE LA

Compagnie fermière de l'Etablissement
thermal de Vichy

BORDEAUX

84 et 86, rue de la Trésorerie,
et 29, cours de Tourny

LA CAISSE DE 50 BOUTEILLES
D'EAU MINÉRALE DE VICHY

35 francs.

SUCCURSALE DE VICHY
NANTES
11, rue Boileau.

EXPORTATION
DES EAUX ET PRODUITS
DE L'ÉTABLISSEMENT THERMAL
DE VICHY

Par les ports d'embarquement de
NANTES, ST-NAZAIRE, BREST, HAVRE,
BORDEAUX ET MARSEILLE

Pour les deux Amériques, l'Inde, la
Chine, la Cochinchine, le Japon, et
l'Afrique.

LA CAISSE DE 50 BOUTEILLES
D'EAU MINÉRALE DE VICHY
39 francs.

SUCCURSALE DE VICHY

TOULOUSE

7, boulevart d'Arcole

ENTREPOT GÉNÉRAL

DE TOUTES LES EAUX MINÉRALES

LA CAISSE DE 50 BOUTEILLES

D'EAU MINÉRALE DE VICHY

38 francs 50.

SUCCURSALES
ET DÉPOTS :

Rennes, 5, quai Châteaubriand.

Besançon, 42, Grand'Rue.

Brest, 48, rue de la Rampe.

Dijon, 4, rue Bannelier.

Rochefort, 27, rue St-Hubert.

Grenoble, 7, rue Saint-Jacques.

ADMINISTRATION
DE LA COMPAGNIE FERMIÈRE
DE L'ÉTABLISSEMENT THERMAL
DE VICHY

22, Boulevart Montmartre, 22,
PARIS.

SUCCURSALES

A L'ÉTRANGER :

ALGER, Mendès, rue Navarin.

AMSTERDAM, Lehman de Lehnsfeld, 503, Prinsengracht bij de Beerentraat. John Mavor Still.

BERLIN, Heyl et Cie.

BRUXELLES, Delevoy

CADIX, Schæffer et Ce

CONSTANTINOPLE, Maison Della Sudda, Velits et Cie.

GÈNES, Filippone et Tornaghi.

GENÈVE, Munier et Ce

HAVANE, Mathias, Gerson et Cie.

LEIPSIG, Sam. Ritter.

LONDRES, E. Gallais.

LUBECK, M. C. Faber.

MADRID, José Maria Moreno 93, Calle Mayor.

NICE, Giacometti.

NOUVELLE ORLÉANS Gaudelet et Gouré.

RIGA G.-A. Schweinfurt et Cie.

RIO-JANEIRO, Filippone et Tornaghi.

ROTTERDAM, Roggenbach et Van der Hoop.

SEVILLE, de Lacambra

ST - PÉTERSBOURG Stoll et Schmidt.

VALENCE, Dr Vicente Greus.

VARSOVIE, F. Sokolowski.

Dr Théod. Heinrich.

CHATELDON

(PUY-DE-DOME)

SUPÉRIEURE EAU MINÉRALE DE TABLE

FERRUGINEUSE ET GAZEUSE

(Source Desbret)

LA CAISSE DE 50 BOUTEILLES

A VICHY 25 FRANCS
A PARIS 30 FRANCS

22, boulevart Montmartre, 22.

Analogue aux Eaux de Spa et de Seltz, cette eau ne décompose pas le vin. — Sa saveur aigrelette la rend très-agréable au goût. Cette eau est recommandée dans tous les cas où les ferrugineux sont prescrits.

Elle se trouve dans tous les dépôts d'Eaux minérales, chez les principaux pharmaciens, et notamment dans toutes les succursales de la Compagnie fermière de l'Etablissement thermal de Vichy.

LA BOUTEILLE, 65 CENT.

CONDILLAC

(DROME).

EAU MINÉRALE GAZEUSE
NATURELLE

LA BOUTEILLE : 50 CENT.

La caisse de 50 bouteilles

22 fr 50

A LA COMPAGNIE DE VICHY
22, BOULEVART MONTMARTRE,
A PARIS
OU DANS SES SUCCURSALES

(Voir page 54.)

SPA

POUHON DU PRINCE DE CONDÉ

Source ferrugineuse,

bicarbonatée, gazeuse,

La plus riche et la plus active de Spa.

Caisse de **30** bouteilles ou cruchons

20 FR.

A PARIS

22, BOULEVART MONTMARTRE,

ET DANS SES SUCCURSALES

(Voir pages 46 et 54.)

OREZZA

(CORSE).

Eau ferrugineuse acidule bicarbonatée.

LA CAISSE DE 50 BOUTEILLES

A PARIS,

22, BOULEVART MONTMARTRE, 22,

47 francs.

A MARSEILLE,

RUE PARADIS, 9,

Au coin de la rue du Jeune Anacharsis

40 francs.

A VICHY,

A L'ÉTABLISSEMENT THERMAL,

45 francs.

(Voir pages 46 et suivantes)

AMÉLIE-LES-BAINS

Eau sulfureuse des plus riches du groupe pyrénéen.

Dépôt a la Compagnie fermière

de l'établissement thermal

de VICHY

et dans toutes ses succursales.

Les importantes améliorations que les nouveaux propriétaires des Thermes Romains (ancienne source *Hermabessière*), viennent d'apporter à l'installation balnéaire, font de cet Etablissement une création entièrement nouvelle et une des plus charmantes stations d'hiver et d'été que l'on puisse désirer. On trouve aussi dans son hôtel un confortable qu'on chercherait vainement ailleurs. Rien n'y est oublié pour rendre le séjour d'Amélie - les - Bains aussi agréable qu'utile.

La bouteille, 60 cent.

(Voir pages 46 et suivantes.)

ÉTABLISSEMENT THERMAL
D'ENGHIEN-LES-BAINS
SANS RIVAL EN FRANCE

Vingt-cinq minutes de Paris, chemin de fer du Nord.

SALLES D'INHALATION ET DE RESPIRATION

EAU SULFUREUSE EN BOISSON

De toutes les Sources sulfureuses que possède le grand Etablissement thermal d'Enghien, **il n'y a que les sources du Roi et Deyeux, appartenant à l'Etablissement thermal, dont les Eaux peuvent être bues.** Ce sont elles qui ont produit les cures constatées par les médecins depuis près d'un siècle; c'est à elles seules qu'Enghien doit sa réputation.

EAUX EN BOUTEILLES

Caisse de 50 bouteilles...... 35 fr.
—   50 1/2 bouteilles.. 30
—   50 1/4 bouteilles.. 25

SUCCURSALE
22, BOULEVART MONTMARTRE, PARIS.

RIPPOLDSAU

(FORÊT-NOIRE).

Eau gazeuse, ferrugineuse-saline

Cette Eau est principalement employée dans les constipations, en raison de la quantité notable de sulfate de soude et de magnésie qu'elle contient. Dans les aigreurs d'estomac (Pyrond), dans la dyspepsie, les digestions difficiles, elle agit d'une manière très-favorable par les bicarbonates qu'elle renferme; enfin comme eau ferrugineuse, elle est spécialement indiquée et employée avec succès dans la chlorose, l'anémie, dans les affections de la matrice, ulcérations, leucorrhées, déviations de cet organe.

Dépôt à Paris, à l'Etablissement thermal de Vichy, 22, boulévart Montmartre.

**La Bouteille, 70 cent.
Caisse de 50 Bouteilles, 35 fr.**

PASTILLES DIGESTIVES

AUX SELS NATURELS DE VICHY

TIMBRE ET FORME DE LA PASTILLE

CONTROLÉE PAR L'ÉTAT

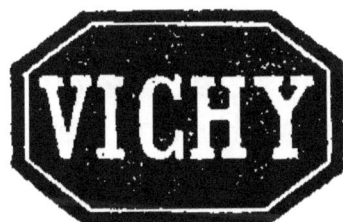

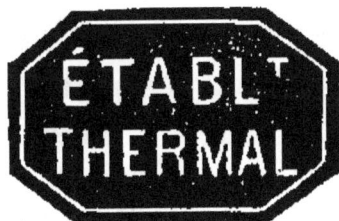

VICHY **ÉTABL.ᵗ THERMAL**

La boîte de 500 gr. envoyée *franco*.

Prix 3 francs.

Vichy. — Imp. Wallon.

VICHY CHEZ SOI

Les malades que leur état de santé, les distances ou les affaires privent de se rendre à l'Etablissement thermal, peuvent trouver dans les Sels employés en bains un moyen facile, peu dispendieux, conseillé par les médecins des Eaux, de suppléer aux bains naturels de Vichy.

Par une évaporation spéciale de l'Eau des Sources, la Compagnie fermière extrait les Sels auxquels l'Eau minérale doit ses principales propriétés. Elle les livre au public sous la Surveillance et le **Contrôle de l'Etat**, en rouleaux de 250 gr., c'est-à-dire la quantité de sels contenus dans un bain ordinaire de Vichy.

(Voir page 62).

COMPAGNIE FERMIÈRE DE L'ÉTABLISSEMENT THERMAL
DE VICHY
Société anonyme
ADMINISTRATION, 22, BOULEVART MONTMARTRE, PARIS.

VENTE ET EXPÉDITION A PRIX RÉDUITS
DE TOUTES LES EAUX MINÉRALES
FRANÇAISES ET ÉTRANGÈRES
SANS EXCEPTION.

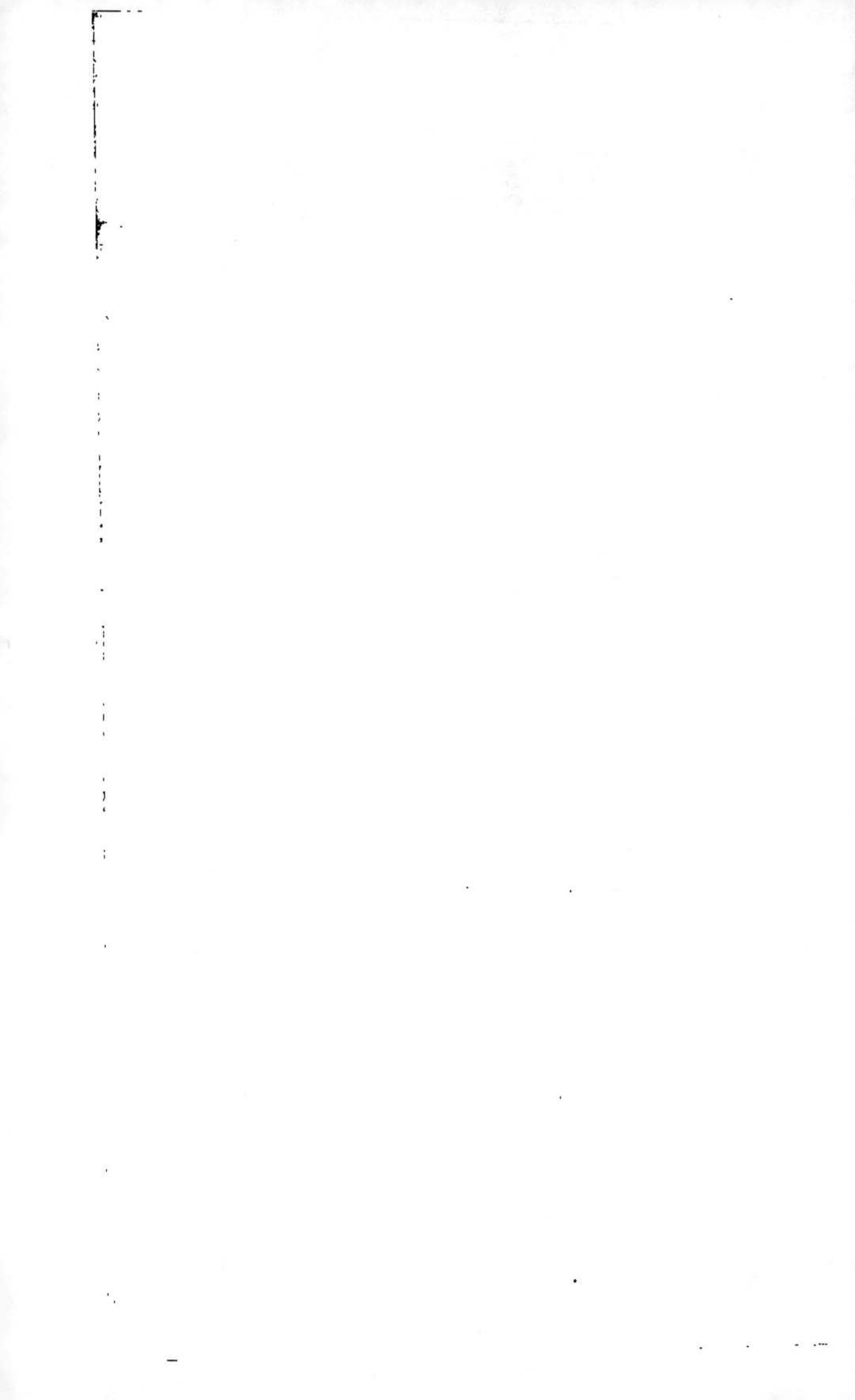

www.ingramcontent.com/pod-product-compliance
Lightning Source LLC
Chambersburg PA
CBHW070856210326
41521CB00010B/1955